AF467933

RECHERCHES HISTORIQUES ET PRATIQUES

SUR LE

RENVERSEMENT DES CILS

CONTRE LE GLOBE DE L'OEIL.

RECHERCHES HISTORIQUES ET PRATIQUES

SUR LE

RENVERSEMENT DES CILS

(34)

CONTRE LE GLOBE DE L'OEIL

ET SUR LA POSSIBILITÉ D'ENLEVER UNE PAUPIÈRE TOUT ENTIÈRE
ET AU MOINS UNE PARTIE DE L'AUTRE SANS QUE L'ŒIL RESTE DÉCOUVERT,

Par P.-N. GERDY,

CHIRURGIEN DE L'HÔPITAL DE LA CHARITÉ DE PARIS.

Le renversement des cils, contre la surface de l'œil, par une simple déviation des cils, connue sous les noms antiques de *trichiasis*, *distichiasis*, *phalangosis*, ce renversement produit par l'inclinaison du bord des paupières en dedans désigné sous le nom d'*entropion*, a fixé l'attention des médecins et des chirurgiens depuis les temps les plus reculés, par suite des tourments que ces affections causent aux malades, et de la perte de la vue qu'elles peuvent entraîner.

Mais, comme ces maladies ne cèdent pas à des moyens pharmaceutiques, il a fallu en appeler à la chirurgie ; comme la chirurgie reste également impuissante dans une foule de cas, on a été conduit à essayer toutes sortes d'opérations, depuis les plus raisonnables jusqu'aux plus ridicules. On les a modifiées de mille et mille manières, en ajoutant, retranchant, changeant quelque chose aux opérations primitives, et en en combinant de toutes façons les manœuvres élémentaires. Ce serait faire beaucoup trop d'honneur à tous ces procédés et à tous ces procédoncules, et donner la preuve de bien peu de critique, que de chercher à les citer tous. Nous tâcherons d'être plus court et plus exact qu'on ne l'a été sur ce sujet.

D. Leclerc, qui nous a laissé un travail si savant sur l'histoire de la médecine, manque ici, comme en bien d'autres endroits, de cette critique si nécessaire en histoire. Les ouvrages attribués à Hippocrate II, et réunis sous son nom, ne peuvent plus être regardés que comme une exposition de la médecine antique des Grecs altérée par une foule d'interpolations et d'additions bonnes ou mauvaises. Ainsi je regarde comme une addition ridicule au livre *du régime dans les maladies aiguës*, le passage suivant qui ne se rapporte en aucune manière au sujet du livre : « Mettez un fil dans le chas d'une aiguille, passez-le à travers la peau, vers le bord libre de la paupière supérieure ; passez en un autre un peu au-dessous ; nouez ensemble les deux anses, que vous laisserez en place jusqu'à la chute de la ligature. Si cela suffit, c'est bien ; sinon, c'est-à-dire si les cils ne sont pas assez renversés en dehors, vous recommencerez l'opération (1). »

Bien que cette opération soit peu rationnelle, peu propre à remplir sa destination et n'ait guère mérité l'honneur d'une citation, surtout à cause de son obscurité, croirait-on que Leclerc en fait un roman plus inintelligible encore? Hippocrate, suivant lui « *donnait particulièrement des preuves de son adresse et de sa dextérité* dans la cure de la maladie qu'il appelle trichiasis... Il prenait une aiguille enfilée qu'il passait par la partie supérieure et la plus tendue de la paupière jusqu'en bas ; et il en passait une autre plus bas au-dessous de l'endroit où la première avait été passée; cousant ensuite et liant les deux filets ensemble jusqu'à ce que les poils tombassent (2). » Je dis que c'est un roman ; en effet, où Leclerc a-t-il vu qu'Hippocrate donnait particulièrement des signes de son adresse et de sa dextérité dans la cure du trichiasis? Dans le livre qu'il cite il n'y a rien de plus que ce que j'en ai rapporté. Quant à l'obscurité, elle doit être évidente pour tout le monde.

Dujardin (3) reproduit la traduction de Leclerc en l'éclaircissant un peu ; mais ce qu'il dit n'est évidemment qu'une citation de citation. Sprengel, qui paraît du moins avoir pris la peine de remonter à la source, fait parler le livre hippocratique un peu différemment (4) ; mais il reste encore de l'obscurité sur le procédé opératoire.

Par suite de ce manque de précision et de clarté, si commun chez les anciens, nous ne sommes pas plus heureux en passant à Celse. Il veut que l'on cautérise le bord libre de la paupière, en trois fois, et par tiers à chaque fois (5), si je le traduis bien en l'interprétant comme Dujardin, comme F. d'Aquapendente, et contrairement à Daleschamps (6), à Ninnin, à Sprengel, etc. (7).

Celse parle ensuite d'un procédé de redressement fait avec un cheveu de femme, qui ne mérite pas de nous arrêter, quoique les historiens ne manquent pas de le rapporter tout au long. Enfin, lorsque le trichiasis provient du relâchement de la paupière, Celse pense qu'il convient d'exciser la peau des paupières, en faisant d'abord un pli parallèle à la longueur de la paupière, afin d'apprécier la quantité qu'on doit en retrancher pour redresser les cils renversés ; puis il fait une incision longitudinale sous le cartilage tarse dont on comprendra plus bas l'intention, car Celse ne l'explique pas : aussi a-t-elle échappé aux historiens et surtout aux citateurs superficiels.

Suivant Sprengel (8), il est vraisemblable qu'Héraclide guérissait la trichiase en collant les cils sur la face externe des paupières ; car Galien nous a conservé la recette de plusieurs emplâtres agglutinatifs qu'Héraclide avait imaginés pour cette indication. Si Sprengel eût voulu faire preuve d'un peu de critique, il aurait dû dire, au contraire, que ce moyen était impuissant, du moins dans un trichiasis réel ; ce moyen n'en a pas moins été recommandé cent fois depuis Celse jusqu'à nos jours, et les citateurs ne manquent pas de le mentionner. Peut-être Sprengel eût-il mieux fait encore de n'en point

---

(1) Hippocrate, t. 3, p. xlv, Paris, 1840, trad. de Littré.

(2) Hist. de la méd., 1re part., l. 3, ch. 18, p. 232. Amsterdam, in-4°, 1723.

(3) Hist. de la chir., in-4°, p. 226, Paris, 1774.

(4) Hist. de la méd., t. 8, Paris, 1820, p. 3, trad. de Jourdan.

(5) Celse, l. 7, ch. 7, § 8.

(6) Annot. au chap. 8 de Paul d'Egine, traduct. française de Paul.

(7) *Loco citato.*

(8) *Loco citato*, p. 4.

parler. Si l'histoire voulait mentionner des remèdes d'une aussi mince valeur, où en serait-elle, où en seraient les lecteurs? Aussi je n'en parlerais pas moi-même si ce n'était pour faire la critique de cet abus des citations, et pour montrer qu'il faut du choix à cet égard.

Au rapport de Galien, Papias arrachait les cils et frottait le bord de la paupière avec le dropax qui était un topique rubéfiant (1). Bien que l'arrachement des cils déviés fût une idée si naturelle qu'elle dût se présenter d'abord à l'esprit, ce moyen est insuffisant. Il a néanmoins été conseillé et employé depuis, à toutes les époques de l'art. On a prétendu, il est vrai, qu'en le répétant un grand nombre de fois les cils finissaient par s'affaiblir et ne plus reparaître Galien n'a rien écrit par lui-même sur ce sujet qui mérite de nous arrêter.

Paul d'Égine donne le nom de *distichiasis* à une affection qui consiste dans un double rang de poils aux paupières; dans cette maladie, il coud quelquefois la paupière par une opération qu'il nomme ἀναῤῥαφή ; il en use de même dans le *phalangosis* quand le cartilage incline au dedans de l'œil; enfin il en use dans le relâchement de la paupière. Il commence par renverser la paupière, par diviser le cartilage tarse d'une extrémité à l'autre; ensuite il fait sur la peau une excision en forme de feuille de myrthe avec un bistouri particulier; alors il éponge la plaie et en coud les bords; enfin il fixe au front le bout du fil avec un emplâtre visqueux; suivant lui, cette opération est la plus commune. Mais si le poil pique seulement en quelque partie de la paupière, en ce seul endroit l'opération doit être faite. Il a connu des maîtres qui ne faisaient point de couture après l'excision. Un autre ne coupait point la peau, il la pinçait entre deux attelles jusqu'à ce qu'elle tombât sphacélée (2).

L'incision intérieure du cartilage est destinée à favoriser son renversement en dehors (3). C'était pour cela aussi que l'on collait au front le bout du fil. Voilà donc l'intention de l'incision interne du cartilage tarse découverte. Nous la verrons reparaître ramenée par le même motif dans les procédés de MM. Crampton et Guthrie. Paul cautérisait aussi la surface des paupières avec le feu, de préférence au caustique qu'il employait à plusieurs reprises par nécessité chez les malades timides (4).

Les Arabes ne me paraissent rien offrir de nouveau, non plus que les Arabistes. Guy de Chauliac ne reproduit lui-même qu'avec servilité les méthodes mentionnées jusqu'ici (5).

J. de Vigo ne sait opposer au trichiasis que des drogues ridicules, dans l'esprit d'un temps où la chirurgie était devenue très-humble et très-petite, quoiqu'elle commençât a se relever (6).

Paré qui, à l'exemple de Galien, mentionne plus d'une centaine de maladies des yeux, combat le relâchement de la paupière et le trichiasis comme la plupart de ses prédécesseurs (7). Guillemeau, son élève, rappelle aussi les nombreuses espèces admises par les anciens et le traitement de l'excision décrit par Celse qu'il se borne à reproduire (8).

(1) De compos. med. sec. loc., lib. 4, cap. 8.
(2) Paul, trad. de Daleschamps, ch. 8, p. 35, Paris, MCDX.
(3) Voy. Annot de Daleschamps, p. 39.
(4) *Ib.*, ch. 9.
(5) Traité 2, doct. 2, ch. 2, part. 2, p. 303, in-12, Lyon, 1579.
(6) De Vigo en français, 1537, l. 4, tr. 1, p. 190.
(7) Opérat. de chir., ch. 5.
(8) Mal. des yeux, ch. 18, 19.

Bartisch, célèbre oculiste allemand, imitant le procédé mentionné dans Paul, fait un pli longitudinal à la peau de la paupière, puis le pince entre deux mors rapprochés l'un de l'autre par une vis de pression jusqu'à ce que le pli tombe sphacélé (1).

Fabrice d'Aquapendente traite le trichiasis de la manière indiquée par Celse. Il cautérise le bord de la paupière et les racines des cils, en trois fois, et par tiers à chaque fois, comme Celse. Quand la paupière relâchée s'abaisse et que les cils se renversent sur l'œil, « je mets, dit-il, sur toute ladite paupière un glutinatif avec deux petites attaches déliées, et une autre semblable au front, sur le sourcil; alors tirant les deux petites attaches d'en haut, je les noue avec celles d'en bas et ainsi on fait ouvrir l'œil (2). » Si l'illustre professeur de Padoue n'eût jamais rien fait de mieux que cette suture sèche dont il n'est pas l'inventeur, il n'eût pas laissé un aussi grand nom que celui qu'il possède, si légitimement, dans l'histoire des sciences. Néanmoins Scultet (3), Dionis (4) adoptent son procédé.

Ch. Erndl fit la singulière proposition de couvrir l'œil avec un œil artificiel très-mince, poli et transparent, pour mettre l'œil naturel à l'abri de l'action irritante des cils (5). Verduin, célèbre chirurgien d'Amsterdam, modifia légèrement l'instrument et l'opération de Bartisch (6), qui le furent encore par Raw. Ce dernier en disputa l'invention à Ruysch qui la rapportait à Verduin. Heister, qui nous apprend ces particularités, propose, quand l'arrachement et la cautérisation sont repoussés par le malade, d'exciser le bord de la paupière avec tous les poils, au moyen de ciseaux (7); mais ce qu'il dit de Cortumius, qui préférait à l'excision la destruction du bord des paupières par le caustique, prouve que le procédé si rationnel de l'excision n'était pas nouveau. Il en est souvent ainsi des procédés très-simples et très-rationnels, ils viennent successivement à l'esprit de beaucoup de personnes qui ne savent pas qu'elles ont été devancées. Les inventeurs de beaucoup d'historiens ou de citateurs peu sévères ne sont fréquemment que des inventeurs de cette espèce. Il est en général difficile de mettre la main sur les premiers inventeurs, surtout quand les inventions sont faciles et très-raisonnables. C'est ainsi que Beer, après une foule d'autres, a proposé de *friser* les cils déviés pour les éloigner de l'œil (8); que Ch. Bell a conseillé l'incision de la conjonctive lorsqu'il la regarde comme la cause de l'entropion (9), quoique ce soit un très-mauvais procédé; que l'on préconise de nos jours, la caustication répétée sur la peau de la paupière d'après M. Quadri de Naples ou tel autre, bien que cette méthode soit décrite en Paul d'Egine, comme une méthode *des anciens* et qu'elle ait été souvent employée depuis, ainsi que la cautérisation, et d'une foule de manières, sur la paupière ou sur les cils. C'est ainsi que les excisions verticale, transversale ou cruciale (10) de la peau de la paupière, avec ou sans suture du pli de la peau ou des bords de la plaie, proposées depuis le commencement de ce siècle, remontent à la méthode décrite dans Celse, dans Paul et une foule d'autres auteurs; que la destruction d'un pli de peau par pincement se trouve encore dans Paul, et a été pratiquée par

(1) Voy. Heister, Instit. de chir., part. 2, sect. 2, ch. 45, pl. 15, f. 19, édit. franç., in-4°.
(2) Œuv. chir., édit. franç. de Lyon, 1666, p. 540.
(3) L'Arsenal de chir., tab. 34, f. 8.
(4) Sixième démonst., f. 34.
(5) Sprengel, t. 8, p. 52, trad. de Jourdan.
(6) Heister, Instit. de chir., part. 2, sect. 2, ch. 45, f. 21.
(7) *Ibid.*, ch. 46, § 3.
(8) Sprengel, *loco cit.*, p. 143.
(9) *Ib.*, p. 159.
(10) *Voy.* Méd. opér. de M. Velpeau, t. 3, p. 359.

Bartisch avec une pince, puis par Verduin avec une pince trouée pour coudre en même temps la base du pli, comme je l'ai dit plus haut.

C'est encore ainsi que la double incision perpendiculaire du bord libre de la paupière et du tarse de chaque côté des cils déviés, pour ramener le cartilage en avant et l'y maintenir par des agglutinatifs ou un moyen suspenseur, décrite par S. Cooper d'après Crampton (1) ; l'opération plus obscure et plus mauvaise qu'il décrit longuement d'après Guthrie, et dans laquelle la paupière et le cartilage sont incisés bien plus profondément vers leurs extrémités, ne sont encore que des modifications du procédé de Celse, reproduit en détail dans Paul.

L'excision d'une pièce triangulaire au bord libre des paupières pour enlever les cils déviés et réunir les bords de la plaie, comme l'a proposé Schreger, me paraît plus originale (2).

L'excision du bord cilifère de la paupière que l'on rapporte à Jœger (3) à Saunders (4) ; le procédé de Vacca (5) qui consiste à détruire la racine des cils par la cautérisation ou par l'instrument tranchant qui est aussi un procédé de la même méthode, n'appartiennent ni l'un ni l'autre à une pensée nouvelle. En effet, on lit dans Heister (6) que « Cortumius, dans une thèse sur le trichiasis, soutenue en 1724, sous la présidence de Goelicke, propose de consumer le bord de la paupière et le cil avec la pierre infernale, au lieu de la couper avec des ciseaux. » Vous voyez qu'Heister parle ici de l'excision, comme on le fait d'une méthode vulgaire. Quant à la cautérisation du bord cilifère, elle remonte très-loin ; on l'a souvent conseillée pour détruire une partie ou la totalité des bulbes cilifères. Il est vrai que Vacca n'a opéré cette destruction que pour trois trichiasis partiels et non généraux qu'il a guéris. L'excision de tous les bulbes, conseillée encore par Saunders, sans exciser le cartilage, est originale (7), mais je doute qu'on doive la préférer à l'excision du bord palpébral dans toute son épaisseur à la fois. Elle doit être fort laborieuse pour le chirurgien, pénible pour le malade et rendre la paupière plus difforme que l'excision palpébrale du bord entier.

Si tous les moyens dont je viens de parler se rattachent plus ou moins facilement aux méthodes anciennes, il n'en est pas de même des procédés qui consistent à fendre verticalement la paupière au milieu de sa largeur ou sur les côtés, comme l'a proposé M. Ware (8), ou à y pratiquer seulement une boutonnière verticale comme le fait M. Tyrrell (9), ou à couper les fibres charnues du muscle palpébral comme le pratique M. Cunier (10), ou à le diviser par la méthode sous-cutanée ainsi que l'ont fait MM. Pétréquin, de Lyon, et Blackman, d'Amérique (11), dans les cas où la paupière est raccourcie et fortement appliquée à l'œil par une inflammation chronique ou une affection spasmodique.

En résumé, pour mettre un peu d'ordre et de clarté dans cette multitude d'opérations

---

(1) Dict. de chir., trad. française, t. 2, p. 528.
(2) *Ibid.*, p. 528.
(3) Mackenzie, trad. par Laugier et Richelot, p. 163.
(4) S. Cooper, *loco cit.*, p. 528.
(5) Archiv. de méd., t. 9, n° 392, et Bullet. de Férussac, 1826, t. 1, p 361.
(6) *Loco cit.*, part. 2, sect. 2, chap. 46, édit. in-4°, p. 533.
(7) Mackenzie, *loco cit.*, p. 168.
(8) Mackenzie, *loc. cit.*, p. 160.
(9) Rognetta, Traité phil. et cliniq. d'ophthalmologie, p. 681.
(10) *Ibid.*
(11) *Ibid.*, p. 682.

contre le renversement des cils dans l'œil, nous les rattacherons aux méthodes suivantes :

1° *Redressement ou renversement* des cils par des moyens mécaniques, des emplâtres, comme le faisait Héraclide, et par des ophthalmostats, puisque MM. Middlemore et Tyrrell en ont proposé (1) ;

2° *Arrachement* unique ou répété jusqu'à l'épuisement des bulbes, qui se perd dans la nuit des temps et de l'histoire ;

3° *Arrachement et topiques irritants ou cathérétiques* pour détruire ou fermer les bulbes cilifères, comme le faisait Papias, au rapport de Galien ;

4° *Cautérisation ou caustication* du bord de la paupière unique ou répétée, pour détruire les bulbes, méthode décrite par Celse, puis à toutes les époques de l'art ;

5° *Cautérisation ou caustication* unique ou répétée de la peau de la paupière, ancienne méthode décrite par Paul ;

6° *Ablation de la peau de la paupière* avec ou sans incision du cartilage tarse, par incision ou excision de la peau, avec ou sans suture des bords de la plaie, avec ou sans agglutinatifs ; méthode fort ancienne décrite dans Celse et Paul d'Egine ;

7° *Ablation de la peau de la paupière par pincement;* méthode décrite par Paul, avec procédés à peine différents, proposés par Bartisch, Verduin, etc. ;

8° *Excision* partielle ou totale du bord de la paupière ; méthode vulgaire du temps d'Heister, et depuis employée par des procédés divers, par Jœger, Saunders, Vacca, Schreger, etc. ;

9° *Blépharomyotomie* extérieure ou sous-cutanée de MM. Ware, Tyrrel, Cunier, etc.

Malgré le grand nombre d'opérations proposées contre le trichiasis et l'entropion, nous nous trouvons trop souvent embarrassés pour guérir, soit un trichiasis partiel ou général, soit un renversement interne du bord de l'une ou des deux paupières. Cet embarras, cette impuissance a fixé mon attention depuis plusieurs années.

Il y en a maintenant huit ou dix, que je fus consulté par un malade qui avait essayé beaucoup de moyens pour se débarrasser d'un trichiasis insupportable. On avait excisé plusieurs fois la peau de la paupière supérieure parallèlement à la longueur de cet organe; je l'excisai moi-même, avec aussi peu de succès que ceux qui avaient donné des soins au malade avant moi. Je me demandai alors s'il ne conviendrait pas de reséquer tout le bord de la paupière supérieure, en portant l'excision jusqu'au delà des bulbes des cils. Je dus examiner jusqu'où ces bulbes s'étendaient, afin de ne pas m'exposer, d'une part, à ne les retrancher qu'en partie, et, d'autre part, à exciser une trop grande partie de la paupière supérieure et à laisser l'œil à nu. Je reconnus qu'il suffisait de retrancher une bandelette de 4 millimètres de largeur, au plus, le long du bord libre de la paupière supérieure, et de trois le long de l'inférieure, si elle était elle-même affectée. En considérant l'état de la paupière de mon malade, l'ancienneté de sa maladie, ses souffrances continuelles, la vive envie qu'il avait de guérir, je me décidai à l'opérer, et je n'eus qu'à m'en louer. Depuis cette époque j'en ai agi de même dans quelques autres cas, avec non moins de succès. Mais le fait que je vais rapporter montrera mieux encore la valeur de ce procédé, que je n'emploie pourtant que lorsqu'un procédé plus simple encore, l'excision de la peau de la paupière, paraît devoir être insuffisant, ou que cette insuffisance est déjà prouvée par des tentatives antérieures inutiles.

(1) *Ibid.*, p. 679.

Cancer des paupières; ablation de la paupière supérieure en totalité et d'une partie de l'inférieure.—Guérison qui prouve qu'il n'est pas toujours nécessaire de pratiquer alors la blépharoplastie. (Observation recueillie par M. Levavasseur, interne de la Charité.)

Daunay (Jean-Baptiste), âgé de 42 ans, cultivateur, demeurant à Saint-Ouen (Seine), est entré, le 8 février 1844, à la Charité. Cet homme y était venu déjà quatre ans auparavant. Il portait alors depuis trois ans, à deux ou trois lignes environ en dehors de l'angle externe de l'œil gauche, une petite tumeur, grosse comme une lentille, et dont la surface ulcérée reposait sur une base indurée. Elle causait au malade des démangeaisons très-vives et souvent une douleur lancinante. Il paraît aussi qu'en même temps il existait à l'une et l'autre paupière un renversement des cils en dedans. Traitée d'abord inutilement par une pâte caustique, la tumeur fut ensuite enlevée au moyen du bistouri. L'opération consista dans l'ablation de la tumeur, ainsi que dans la résection du bord des paupières supérieure et inférieure, dans une étendue qui comprenait les bulbes des cils. La plaie qui en résulta à l'angle externe fut réunie par une suture enchevillée. Les deux paupières, rapprochées de cette façon dans une petite étendue de leur portion externe, s'agglutinèrent de manière à amener la diminution du diamètre transverse de leur ouverture. Dans le reste de leur étendue, elles se cicatrisèrent isolément. Aujourd'hui on voit à l'angle externe une légère cicatrice linéaire; les bords des paupières n'ont plus de cils et sont formés par un tissu cicatriciel. L'épaisseur de ces bords est moindre que pour l'œil droit. La paupière inférieure tendue n'offre pas de plis. Telles sont les suites de la première opération qui fut faite au mois de juillet 1840.—Au mois de décembre 1842, le malade revint à l'hôpital. Une petite tumeur dure et douloureuse existait alors, déjà, dans la paupière supérieure de l'œil gauche. Il sortit au bout de cinq jours. Depuis cette époque jusqu'à sa rentrée à la Charité, au mois de février dernier, il a employé diverses médications, tant internes qu'externes, qui n'ont nullement empêché la tumeur palpébrale de s'accroître. Le 8 février 1844, elle offre les caractères suivants:

La peau de la paupière ne présente nulle altération de couleur; elle est soulevée par une tumeur paraissant avoir le volume d'un haricot. On sent que cette tumeur est très-adhérente à la peau qui paraît un peu amincie. Ses deux extrémités sont distantes d'un demi-centimètre environ de chaque angle de l'œil; sa largeur ou sa hauteur est d'un centimètre à peu près. Le cartilage tarse semble compris dans son épaisseur. La muqueuse n'est pas altérée. La surface de la tumeur est dure, un peu inégale; le malade ressent de temps à autre des douleurs lancinantes très-aiguës. La paupière inférieure offre une maladie semblable dans la partie interne du cartilage tarse; mais elle est moins prononcée et moins considérable qu'à la supérieure.

Depuis le 8 février jusqu'au 8 avril, on emploie successivement, pour tenter, sans opération, la guérison de la maladie ou du moins la réduction de son volume, les moyens suivants: trois applications de quinze à vingt sangsues sur la paupière, à dix et quinze jours d'intervalle, des cataplasmes de fécule de pomme de terre, de l'iodure de potassium à l'extérieur et à l'intérieur, à la dose de vingt à vingt-cinq centigrammes. Ces moyens n'amènent pas d'amélioration. Les frictions d'iodure de potassium ont même paru donner lieu à une augmentation de volume. Alors M. Gerdy se décide à enlever la tumeur.

Le 8 avril, il divise l'angle externe des paupières, puis circonscrit la tumeur de la paupière supérieure par une incision demi-circulaire à concavité inférieure, commençant à 3 millimètres de l'angle interne, en dehors du point lacrymal supérieur, et finissant à l'angle externe même. L'opérateur emporte toute la portion comprise dans cette incision, à l'exception d'une petite portion de la muqueuse qu'il réserve vers l'angle externe, pour doubler le bord de la plaie supérieure à l'endroit qui doit correspondre à l'angle externe des paupières, et empêcher l'adhésion de ces deux organes de se prolonger en dedans.

Cette partie de l'opération terminée, la tumeur de la paupière inférieure est excisée à son tour ainsi que le bord de cette paupière.

Alors M. Gerdy, pour s'assurer de la nécessité de remplacer la paupière supérieure par une nouvelle paupière, commande au malade de fermer l'œil opéré; le malade le ferme complétement en fronçant les sourcils. Dans ce mouvement, le sourcil du côté opéré s'abaisse assez ainsi que la portion de peau inférieure au sourcil, pour recouvrir en totalité le globe de l'œil. Ce fait permettant de douter de l'utilité de la blépharoplastie projetée d'abord, on en épargne la souffrance au malade. Une compresse imbibée d'eau froide est placée et maintenue sur l'œil par une bande peu serrée.

Pendant les premiers jours qui suivent l'opération, on a soin de continuer l'application de compresses froides. Au bout de quelques jours, la plaie fournit une légère suppuration; des bourgeons charnus s'élèvent sur les bords de la muqueuse et de la peau. Réprimés par le nitrate d'argent, ils forment peu à peu un tissu cicatriciel mince, uni, luisant et solide, qui constitue le bord de la paupière supérieure. Dès le 20 avril on a pu apprécier les résultats de l'opération. A la simple vue, il n'y a que peu de différence d'aspect entre les deux yeux; l'œil gauche se ferme entièrement par un clignement légèrement forcé qui abaisse le sourcil et la peau sous-jacente. Si le clignement est léger, les deux paupières ne sont pas tout à fait en contact; elles sont séparées en un point par un intervalle de 2 millimètres environ. Néanmoins la cornée transparente se trouve garantie par un mouvement coïncidant de l'œil en haut, en sorte que la sclérotique est seule apparente dans l'interstice des paupières. Ce mouvement de clignement se renouvelle sans peine et naturellement, chaque fois que se ferme l'œil du côté opposé. Pendant les derniers jours d'avril, la cicatrisation du bord palpébral, complète dans les trois quarts externes, se termine vers la partie interne où existent encore quelques petits bourgeons charnus qu'on ne voit d'ailleurs qu'en relevant en dehors la paupière. On distingue aussi sur la moitié interne de la cornée une ulcération qui avait échappé jusque-là, probablement à la faveur de l'obscurité où était plongé le malade sous ses rideaux. Aujourd'hui, 8 avril, l'œil opéré présente les mesures suivantes :

Le diamètre de l'œil droit, d'un angle à l'autre, a deux centimètres et demi; le diamètre de l'œil gauche, deux centimètres.

La hauteur de la paupière supérieure droite est de trois centimètres depuis l'arcade surcilière et le bord inférieur du sourcil jusqu'au bord palpébral. La hauteur de la paupière gauche comprise entre ces limites est d'un centimètre seulement.

Le 8 avril, le malade pourrait sortir de l'hôpital; il n'y reste que pour attendre la guérison de la légère ulcération de la cornée aperçue, il y a quelques jours, à l'angle interne de l'œil. Nous avons aussi observé que la pupille de cet œil est beaucoup plus large que celle du côté opposé.

La tumeur enlevée, perdue malheureusement pendant l'opération, n'a pu être examinée; elle devait être formée d'un tissu squirreux peu enflammé et peu ramolli, car il était assez ferme et doué de peu de sensibilité physique, quoiqu'il fût le siége de picotements et d'élancements.

Remarques.— I° L'observation de Daunay inspire des réflexions d'une grande importance. Mais il en est deux surtout que je désire mettre en relief: ce sont les conséquences qui découlent de la première, et celles qui découlent de la seconde résection des paupières.

Je m'arrêterai même, en finissant, sur un fait très-remarquable que j'ai aperçu depuis quelques jours : c'est que les points lacrymaux sont invisibles et que cependant il n'y a point de larmoiement.

Conséquences de la première résection des paupières.—Quoique je sois l'auteur de cette première opération, je n'en ai qu'un souvenir très-confus; je n'ai pu d'ailleurs en retrouver l'histoire dans mes observations; mais les renseignements que nous a fournis Daunay, l'état des paupières au moment de son entrée à l'hôpital au 8 février de cette année, les principes que je suis habituellement dans le traitement du trichiasis depuis environ dix ans, ne me laissent guère d'incertitude sur la première opération que j'ai pratiquée à mon malade.

Il déclare que cette opération l'a débarrassé d'une petite tumeur de l'angle externe de l'œil; que cette tumeur était dure, ulcérée, accompagnée de démangeaisons vives, de picotements d'aiguille; qu'elle existait depuis trois ans et avait résisté à tous les moyens employés pour la guérir. Il raconte encore que les paupières ont été en partie coupées. La cicatrice de l'angle externe, celle des bords des paupières, l'absence complète des cils du côté opéré seulement, ces faits, réunis aux précédents, ne me permettent pas de douter que Daunay a été affecté d'un cancer cutané, d'un *noli me tangere*, vers l'angle externe de l'œil gauche; que le bord libre des paupières a été affecté aussi d'une maladie quelconque qui renversait les cils en dedans de manière à irriter la surface de l'œil; car j'ai l'habitude de traiter, ainsi que je l'ai dit, cette affection par l'excision du bord libre des paupières, lorsque je ne puis espérer de la guérir par des moyens plus simples. Je la pratique d'une extrémité à l'autre du bord palpébral, immédiatement au delà des bulbes pilifères, c'est-à-dire à environ quatre millimètres du bord libre de la paupière. Je me rappelle même, positivement, avoir enlevé il y a quelques années, chez un malade, en dehors de l'orbite, un lambeau de peau triangulaire à sommet dirigé vers la tempe, à base tournée vers l'œil, après quoi j'excisai le bord des paupières; mais je n'en sais plus les motifs, et je ne me rappelle plus si c'est bien sur Daunay que j'ai pratiqué cette opération.

L'expérience m'a prouvé que, lorsque la résection a bien été pratiquée au delà des bulbes, la maladie est parfaitement guérie; que d'ailleurs les paupières suffisent encore, par leur étendue, pour recouvrir l'œil et le protéger; qu'il n'y a point de larmoiement, comme on aurait pu le craindre, et que la difformité la plus apparente qui en résulte consiste en ce que les bords des paupières sont dégarnis de cils. Or, c'était le cas de Daunay au moment de son arrivée à l'hôpital. Comme j'attendis assez longtemps avant de me déterminer à lui pratiquer une seconde opération, mes élèves et moi avons eu le temps d'observer chez lui les effets de la première excision du bord des paupières; nous avons pu vérifier et faire vérifier par beaucoup de personnes les avantages du procédé que nous avions adopté. Lorsqu'on ne porte pas la résection des paupières au delà des bulbes, on n'a pas toujours un succès complet. Les cils se reproduisent alors plus faibles, plus fins et quelquefois déviés, mais on peut toujours pratiquer de nouveau l'opération pour la rendre parfaite, si la chose est indispensable. Lorsque le succès obtenu ne suffit pas aux désirs du malade, on termine la cure par l'arrachement des cils repoussés et une légère cautérisation.

Daunay n'étant point dans ce cas, et l'état de ses paupières ne lui laissant rien à désirer, je ne l'aurais probablement jamais revu, s'il n'eût été ramené à l'hôpital par la répullulation de son carcinome dans les deux paupières de l'œil gauche déjà opéré. Cette récidive, en m'obligeant à enlever toute la paupière supérieure et une partie de l'inférieure, en laissant encore à Daunay la faculté de fermer entièrement l'œil par un effort, montra mieux que je ne l'aurais pu faire par des exemples d'excision partielle des paupières, combien il est rationnel de combattre le trichiasis rebelle par la résection du bord cilifère de la paupière malade, ou des paupières, si elles sont toutes deux affectées.

Non content des résultats que j'ai obtenus de la résection du bord libre des paupières chez l'homme, j'ai retranché la paupière supérieure tout entière chez un chien. L'animal, après la guérison, couvrait parfaitement l'œil avec la paupière. Mais l'œil restait un peu rouge et un peu humide, parce que les poils de la peau de la région du sourcil pénétraient dans l'ouverture inter-palpébrale et restaient collés à la surface de l'œil. Malgré cette disposition fâcheuse, l'animal était fort gai et paraissait en peu souffrir. Je me proposais d'enlever ensuite la paupière inférieure pour voir jusqu'à quel point le pauvre animal aurait pu recouvrir l'œil par l'action du muscle palpébral, mais sa douceur et sa gaîté m'ont touché, et j'ai voulu lui épargner de nouvelles souffrances, malgré l'envie que j'avais de savoir ce qui serait arrivé.

Maintenant que j'ai exposé des faits qui prouvent jusqu'à quel point l'œil court peu le risque de rester à découvert après l'excision du bord libre d'une et même des deux paupières, je puis apprécier beaucoup plus sûrement la valeur relative des méthodes et des procédés opératoires proposés contre le trichiasis et l'entropion.

1° Le redressement mécanique des cils par des emplâtres ou par des ophthalmostats est un moyen si simple que je lui ai fait trop d'honneur de le classer parmi des opérations; et si un cas de trichiasis a guéri pendant son emploi, je crois qu'il aurait pu guérir aussi sans son emploi et sans opération. Une pareille méthode ne mérite pas de nous occuper davantage.

2° Si l'arrachement des cils, pratiqué une seule fois, a été suivi de guérison, je doute qu'alors la déviation fût réelle. S'il faut arracher plusieurs fois les cils, c'est déjà une opération douloureuse par ses manœuvres, pénible par ses suites, surtout au moment où les cils, courts et roides, tourmentent l'œil plus vivement que jamais. Mais le plus grave de cette méthode, c'est qu'elle est fort longue et très-souvent infidèle. Cependant, comme elle épouvante peu le malade et le fait peu souffrir, on peut l'essayer, s'il l'exige, jusqu'à ce qu'il s'en lasse.

3° L'arrachement des cils avec topiques irritants et cathérétiques appliqués ensuite sur l'ouverture des bulbes, est une opération douloureuse, aussi impuissante que la méthode précédente ; on ne peut donc pas la lui préférer ; elle est même sans valeur.

4° La caustication est plus puissante que l'arrachement, elle peut réellement guérir ; mais elle est longue, délicate, et doit être fort douloureuse, qu'on la pratique avec l'acide nitrique, le sulfurique, la potasse, la soude ou tout autre caustique. L'action du remède peut s'étendre trop loin, elle peut être suivie de rétraction du bord de la paupière et d'autres inconvénients. C'est une mauvaise méthode et une méthode peu pratique lorsqu'on veut l'appliquer à tout le bord palpébral, mais beaucoup plus facile lorsqu'on l'emploie contre un trichiasis partiel et peu étendu.

5° La cautérisation a les mêmes défauts à un plus haut degré et moins de puissance encore, parce qu'elle est moins maniable, plus difficile à borner. Au total, elle est moins pratique encore que la précédente.

6° L'ablation d'une partie de la peau de la paupière peut très-bien procurer la guérison dans certains cas. C'est une opération d'une pratique facile, peu douloureuse quand on se borne à l'excision de la peau, et elle ne laisse qu'une cicatrice peu visible quand elle est bien exécutée ; mais elle est souvent insuffisante. Si, comme Celse et les anciens, Crampton, Guthrie et d'autres chirurgiens modernes, on fend le cartilage tarse, on peut en faire une opération très-pénible, très-défigurante. C'est trop de douleur pour un moyen médiocre, infidèle et toujours incertain. On ne le rendrait pas meilleur en y ajoutant, comme Morand, l'excision transversale de la peau du front au-dessus du sourcil.

7° L'ablation de la peau par pincement est peu digne d'un chirurgien par la longueur du temps qu'elle exige. Cependant elle pourrait convenir à un malade pusillanime ; mais alors il faudrait la pratiquer avec une pince plus légère à porter que celles qu'on trouve dessinées dans Heister et dans d'autres auteurs. Elle aurait l'avantage de ne pas répandre de sang et de ne produire que peu de suppuration.

8° L'excision du bord de la paupière, pratiquée au delà des bulbes cilifères, est une méthode qui, exécutée avec des ciseaux, est d'une pratique très-simple, très-facile et très-prompte. Elle n'est pas plus douloureuse que l'excision d'un pli cutané de toute la largeur de la paupière, elle altère un peu la beauté de la paupière en la privant de cils, mais elle ne la rend point difforme, ne laisse pas l'œil à nu, ne cause ni lippitude, comme on l'a supposé, ni larmoiement; et comme elle enlève toutes les racines des cils, il est évident qu'ils ne peuvent plus se reproduire déviés et irriter l'œil ; c'est donc la méthode la plus rationnelle qu'on puisse imaginer. Cependant M. Mackenzie lui reproche de n'être pas *ingénieuse!*

Si elle ne raccourcissait pas un peu la paupière, ne la privait pas de ses cils et ne causait pas un peu de trouble dans la symétrie des yeux, je la préférerais à toutes les opérations précédentes.

Devrait-on lui préférer l'excision des bulbes pilifères en conservant, comme Saunders et Vacca, le cartilage tarse? J'en doute. Cette ablation est une opération délicate : il est très-difficile d'enlever tous les bulbes ; par suite l'opération est longue, douloureuse, insupportable. L'opération achevée, le bord de la paupière, dont la peau est plus courte que le cartilage, doit offrir une cicatrice difforme et rapetisser la paupière, à peu près comme l'excision entière du bord palpébral. Si cependant l'expérience ne justifiait pas ces craintes, si ces prévisions étaient sans fondement, peut-être devrait-on préférer l'excision des bulbes cilifères à l'excision du bord entier des paupières.

Dans les cas de trichiasis partiel, l'excision triangulaire du bord me paraît, quoique bonne pour atteindre le but, inférieure à la cautérisation ou à l'excision des bulbes.

9° La blépharomyotomie extérieure et la blépharomyotomie sous-cutanée forment une méthode sur laquelle mon expérience et ma raison ne me permettent pas encore de me prononcer.

Il résulte de tous ces faits, et comme conclusions définitives : 1° que, dans un cas de trichiasis douteux et très-léger, on doit essayer l'arrachement simple ou même répété un certain nombre de fois ; 2° que, dans le cas d'insuccès ou dans le cas de trichiasis très-évident et général, on doit faire l'excision cutanée d'abord, et ensuite l'excision du bord palpébral d'après le procédé que nous avons adopté, qui est beaucoup plus simple que les autres ; 3° que, dans le cas de trichiasis partiel, on doit pratiquer la cautérisation bulbaire plutôt que l'excision triangulaire.

II° Le fait de Daunay n'est pas seulement important par les lumières pratiques qu'il fournit pour la cure radicale du trichiasis, il intéresse vivement encore la chirurgie sous un autre rapport. Il montre qu'il faut se garder de désespérer de la puissance de la nature dans les plus graves lésions des paupières, et qu'on ne doit pas se décider légèrement à tailler dans le front, la tempe ou la pommette, un ignoble lambeau de peau pour lui faire usurper la plus noble place de la physionomie. Les paupières sont des organes si minces et si délicats, si réguliers et si beaux, dans l'arrangement qu'elles forment avec l'œil ; elles sont si souples, si mobiles et si rapides dans leurs mouvements ; elles jouent un rôle si puissant dans l'expression, par la manière dont elles cachent ou découvrent les yeux, qu'il est difficile de les remplacer avec avantage par un morceau de peau emprunté au voisinage. Il en résulte toujours une chose disgracieuse et sans nom, qu'on ne peut appeler une paupière, une chose qui altère profondément la physionomie, gêne la vue du patient, choque celle de ceux qui le regardent, et ressemble plus à un emplâtre informe qui enlaidit qu'à une paupière propre à embellir, à protéger l'œil et à l'aider dans ses fonctions.

Assurément, si nous ne considérions que la laideur, l'impuissance, les imperfections de ces prétendues paupières que nous montrons, quand nous en sommes les auteurs, avec orgueil, par suite d'une faiblesse toute paternelle ; si surtout nous considérions les douleurs que coûtent ces horribles paupières, nous effacerions à toujours la blépharoplastie comme la rhinoplastie de la médecine opératoire. Mais nous ne voulons pas, pour un membre indigne, rejeter et proscrire toute la famille des *plasties*. Si, par les pièces que l'autoplastie rajuste, tant bien que mal, à force d'aiguilles, d'épingles et de fils cirés ou non cirés, la blépharoplastie ressemble bien plus à une opération de tailleur qu'à une opération de chirurgie ; si elle y ressemble encore souvent par le contraste de couleurs des parties rapportées, qui rappellent involontairement le contraste d'une pièce neuve appliquée sur une étoffe usée dont elle couvre et dissimule les infirmités ; si elle rabaisse un peu l'art, du moins elle est parfois réellement utile et doit être conservée.

Néanmoins le fait de Daunay, que nous venons de relater, prouve que la nature peut, par le secours du muscle palpébral, ramener assez puissamment la peau des environs de l'œil sur cet organe, pour le recouvrir entièrement et le protéger contre la lumière et l'atmosphère, malgré la perte entière de la paupière supérieure et d'une partie de l'inférieure. Il montre encore que, dans certains cas, il y aura plus d'avantage, après une ablation ou une destruction de la paupière supérieure et d'une partie ou de la totalité de l'inférieure, à abandonner, d'abord, le mal à la nature que de chercher, d'abord, à le réparer par la blépharoplastie; qu'on ne devra recourir à cette dernière que lorsque la nature se montrera impuissante à protéger l'œil contre l'action de la lumière et de l'atmosphère, et qu'on ne pourra point y parvenir, non plus, par des lunettes ou un masque partiel approprié aux parties.

Je n'abandonnerai pas ce sujet sans citer à l'appui de ces conclusions quelques faits que j'emprunterai à Mackenzie et à M. Laugier, l'un de ses traducteurs, chirurgien de Beaujon.

« La paupière supérieure, dit le premier de ces chirurgiens, peut, beaucoup mieux qu'on ne pourrait s'y attendre, suppléer à la perte de la paupière inférieure, et celle-ci, à la perte de la supérieure (1); » puis, un peu plus bas, il rapporte à l'appui de sa proposition deux observations que j'abrége.

« Daviel fut appelé à Bordeaux auprès d'une religieuse âgée de 45 ans, pour une tumeur qu'elle portait depuis 20 ans sur la paupière supérieure droite. La tumeur extirpée une première fois, la plaie ne se cicatrisa pas, elle devint calleuse et fit de grands progrès. Daviel ayant alors passé sous la paupière supérieure une aiguille courbe armée d'un fil ciré, avec lequel il souleva la paupière et la tumeur, il excisa celle-ci avec une paire de ciseaux courbes aussi loin qu'il put sous la voûte orbitaire. Bien que la paupière ait été excisée très-haut, l'œil est resté sain et remplissant bien ses fonctions. Daviel revit sa malade au bout de six ans ; sa santé s'était soutenue, la peau descendait très-bas audevant de la cornée, en sorte que le globe de l'œil était presque entièrement caché, et elle ressemblait à une paupière dénuée de cils. »

« Une femme de 42 ans réclama les secours de la médecine contre un carcinome de l'angle interne des paupières qui occupait le tiers interne de ces organes, la caroncule, et avait altéré la conjonctive. Graëfe l'enleva, et après l'opération l'œil se trouvait à découvert dans presque toute la moitié interne de son hémisphère antérieur. Au bout de trois semaines les paupières étaient réunies par une cicatrice, de telle manière qu'il n'existait pas la plus légère difformité et que l'œil était complétement recouvert. La commissure de nouvelle formation n'avait ni points lacrymaux, ni caroncules, etc. La perte des conduits lacrymaux ne produisit point l'épiphora, comme on pouvait le craindre. Rudolphi, pas plus que Graëfe, ne découvrit la nouvelle voie des larmes (2). »

A ces faits M. Laugier ajoute dans ses notes : « Il est plus que douteux que, dans le cas de cancer, il soit indispensable ou même avantageux de faire de toutes pièces une paupière nouvelle par les moyens connus de blépharoplastie. La difformité qui résulte,

(1) Mackenzie, trad. par Laugier et Richelot, p. 111.
(2) *Loco cit.*, p. 111-112.

par exemple, de l'ablation de la paupière inférieure cancéreuse est réellement très-faible. L'un de nous (M. Laugier) a enlevé deux fois, dans le cours de cette année 1843, cette paupière pour un cancer. La seule contraction du tissu de la cicatrice a suffi pour remonter la joue au niveau du bord inférieur de l'orbite (1). »

M. Laugier a bien voulu me communiquer ces observations qu'il venait de publier dans sa traduction de Mackenzie, au moment où je présentais Daunay à l'Académie de médecine (séance du 21 mai 1844) et où j'annonçais les conséquences pratiques que j'en déduisais et que je devais lire à l'Académie (2). Mais l'abondance des travaux ayant empêché ma lecture, je me suis décidé à publier ce petit travail dans le journal de M. Malgaigne. Nous sommes donc arrivés séparément, M. Laugier et moi, à des conclusions analogues contre la blépharoplastie. Cette simultanéité d'opinions, non concertée, donne plus d'autorité à ces opinions qu'elles n'auraient droit d'en avoir si elles étaient concertées.

III° Une troisième et dernière remarque doit arrêter notre attention. Bien que, dans l'opération pratiquée sur Daunay, j'aie cherché à épargner les points lacrymaux, soit qu'ils aient été atteints par l'excision des paupières, soit qu'ils aient été oblitérés consécutivement par les cautérisations qu'il a fallu pratiquer pour éviter l'adhésion des paupières l'une à l'autre vers l'angle interne, toujours est-il qu'aujourd'hui on n'en voit pas de trace. J'ai cherché à m'assurer au moins de l'existence de l'ouverture des conduits lacrymaux, en injectant le canal nasal de bas en haut, avec une canule; l'eau s'est toujours échappée par les narines, et jamais par l'angle interne de l'œil. Je suis donc porté à penser que les conduits lacrymaux sont aujourd'hui oblitérés du côté gauche. Néanmoins, il n'y a pas de larmoiement à l'œil, comme chacun a pu s'en assurer à ma clinique. Comment se fait-il alors qu'il n'y ait pas épiphora ? je l'ignore. Mais le fait n'en est pas moins remarquable, et il l'est d'autant plus qu'il ajoute une obscurité de plus aux obscurités déjà trop nombreuses qui existent sur la sécrétion lacrymale, sur ses usages, sur son importance, sur les caractères qui lui sont propres, sur les maladies des voies lacrymales et sur leur traitement.

Si les sciences se composent des connaissances que l'on sait avoir, elles se composent aussi des connaissances dont on sait manquer sur un sujet quelconque : l'ignorance connue est de la science. Il convenait donc de remarquer, dans l'histoire pathologique de Daunay, l'absence d'épiphora malgré la destruction des points lacrymaux et l'oblitération très-probable des conduits lacrymaux, comme il conviendra une autre fois, en arrêtant notre attention sur la fistule lacrymale et sur son traitement, de montrer combien nous sommes encore ignorants sur cet autre sujet.

On a déjà vu, par l'observation de Graëfe, citée plus haut, un fait d'oblitération des points lacrymaux. Ce sont donc deux faits qui prouvent que l'oblitération des points et des conduits peut n'être suivie d'aucun inconvénient.

En résumé, j'ai commencé par une histoire critique des opérations opposées au trichiasis et à l'entropion ; j'ai ensuite rapporté en détail l'observation de Daunay, qui me paraît très-propre à faire ressortir la valeur de l'excision du bord des paupières contre le trichiasis et l'entropion. Cette intéressante observation prouve que l'on peut guérir les renversements des cils les plus rebelles et les plus graves par l'excision du bord cilifère entier des paupières, sans que l'œil reste à nu, sans qu'il y ait de difformité choquante, sans qu'il en résulte d'inconvénient grave pour le malade ; que l'on doit l'employer quand l'excision de la peau a été insuffisante et quand le trichiasis occupe la plus grande partie

(1) Ibid., notes, p. VIII.

(2) Voy. journal l'*Expérience*, n° 360, 23 mai 1844.

du bord de la paupière. Elle prouve encore que la paupière supérieure tout entière (1) et une partie de la largeur de l'inférieure peuvent être enlevées ou détruites sans que l'on soit obligé de réparer cette perte par de nouvelles paupières, au moyen de l'opération douloureuse de la blépharoplastie ; que la nature, convenablement secondée, peut alors guérir le mal sans que l'œil reste exposé à l'air et à la lumière, sans qu'il y ait aucun larmoiement, bien que le prétendu canal palpébral, dont M. Magendie a d'ailleurs depuis longtemps fait justice, manque alors assurément ; bien même que les points lacrymaux se trouvent oblitérés ou du moins ne soient plus visibles, et que par conséquent les bouches absorbantes des conduits lacrymaux soient très-gravement altérées, s'il en existe.

(1) En disant la paupière supérieure entière, je ne dis pas assez : l'ablation de la peau a rasé le sourcil si près que ses poils entrent dans l'œil, et que j'ai été obligé de recommander au malade d'encoller ensemble les poils avec la matière dont les militaires se servent quelquesfois pour coller et réunir les poils de leur moustache. Avec cette précaution, les poils ne pénètrent plus entre les paupières.

www.ingramcontent.com/pod-product-compliance
Ingram Content Group UK Ltd.
Pitfield, Milton Keynes, MK11 3LW, UK
UKHW020552230726
13925UKWH00006B/2545

9 782019 262051